RECHERCHE

DES

LEUCOMAÏNES

DANS LA RATE

PAR

LE Dr ÉMILE-FRANÇOIS-JOSEPH MORELLE.

LILLE,
IMPRIMERIE L. DANEL.

1886.

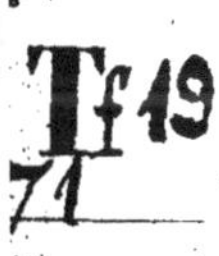

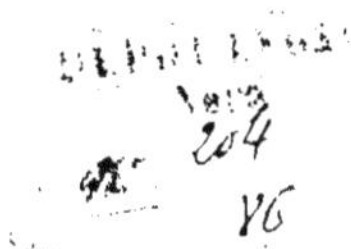

RECHERCHE

DES

LEUCOMAÏNES

DANS LA RATE.

RECHERCHE

DES

LEUCOMAÏNES

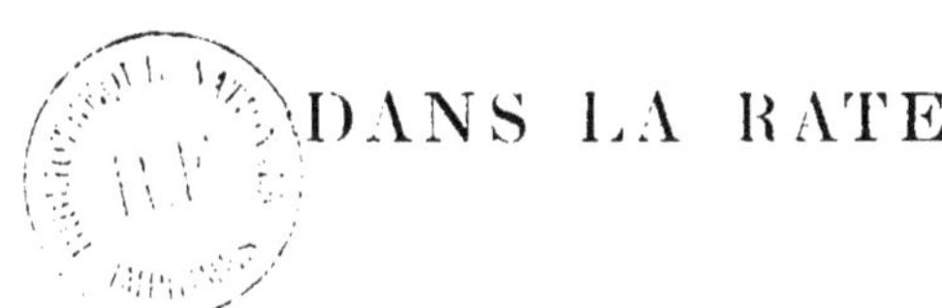

DANS LA RATE

PAR

LE Dr ÉMILE-FRANÇOIS-JOSEPH MORELLE.

LILLE.
IMPRIMERIE L. DANEL.

1886.

RECHERCHE DES LEUCOMAÏNES

DANS LA RATE.

INTRODUCTION. [1]

Avant 1870, plusieurs expérimentateurs avaient retiré des tissus animaux en putréfaction des produits mal définis, doués de propriétés vénéneuses. Quelle était leur origine? Rien n'autorisait à affirmer qu'ils provenaient de la décomposition des tissus mêmes. Quant à leurs fonctions, ils semblaient appartenir à des espèces chimiques différentes, suivant les auteurs qui les avaient préparés. Pour Panum, le poison cadavérique qu'il avait observé, n'était ni albuminoïde ni alcaloïdique (2). Plusieurs auteurs allemands présentèrent ce poison comme un ferment à la manière de Liebig, c'est-à-dire une matière animale en décomposition, communiquant son

(1) Cette introduction est une analyse succincte du savant mémoire lu par M. Gautier à l'Académie de Médecine (12 janvier 1886).

(2) *Annales de Chimie et de Physique*, 5e série, tome IX, p. 350.

mouvement de décomposition aux autres substances. Dupré et Bence Jones prétendirent avoir retiré un alcali des tissus animaux putréfiés ; car la matière qu'ils avaient extraite, dissoute dans l'acide sulfurique concentré, offrait une fluorescence bleue. Cette réaction était trop douteuse pour faire admettre l'opinion de ces auteurs. Le corps azoté vénéneux dilatant la pupille, de Zuelzer et Sonnenschein, n'était pas mieux caractérisé (1). Au reste, eût-il été démontré que l'action vénéneuse des extraits cadavériques était due à un alcaloïde, la formation de cet alcaloïde ne pouvait être attribuée avec certitude au dédoublement des matières albuminoïdes. D'un autre côté, les idées qui avaient cours à cette époque ne permettaient pas de donner une semblable origine aux bases organiques. Les plantes seules avaient la faculté de produire des alcaloïdes. Aussi refusait-on la qualification de base à plusieurs composés qu'on avait extrait de l'économie animale et qui présentaient une réaction franchement alcaline, tels que la créatinine, la xanthine, la sarcine, la guanine et la séricine. Quant à la choline et à la névrine, on les considérait, à bon droit, comme des produits de décomposition de la lécithine par l'action des réactifs.

C'est à M. Armand Gautier, l'éminent professeur de chimie de la Faculté de médecine de Paris, que l'on doit la première expérience qui démontre incontestablement que la putréfaction des matières albuminoïdes donne naissance à des alcaloïdes. Il reconnut, en 1873, que la fibrine pure produit, en se putréfiant, des alcalis nou-

---

(1) *Berlin Klin. Woch.*, 1869, n° 2.

veaux dont il prépara les chloroplatinates (1). Les résultats de M. Gautier étaient indiscutables. Il n'en était pas de même de la découverte qu'avait faite, en 1870, le professeur de médecine légale de Bologne, François Selmi. Ce chimiste avait retiré de l'estomac d'un homme, qu'on croyait avoir été empoisonné, un alcaloïde présentant des caractères qui n'appartenaient à aucune des bases organiques alors connues. Plus tard, en 1874, il fit sur des cadavres exhumés des expériences, à la suite desquelles il annonça qu'il se fait, durant la putréfaction, de véritables alcalis organiques toxiques ; mais il ne put pas prouver tout d'abord que les alcalis qu'il avait retirés des cadavres, ne venaient pas du dehors. Ce n'est qu'en 1876 qu'il fit connaître qu'il avait obtenu deux alcalis, l'un fixe, l'autre volatil, en abandonnant à la putréfaction de l'albumine pure.

C'est donc à M. Gautier que revient en grande partie l'honneur d'avoir découvert les alcaloïdes cadavériques qui furent appelés *Ptomaïnes* (de πτῶμα, cadavre) à cause de leur origine.

Selmi s'était contenté de caractériser ces bases par des réactions qualitatives, ce qui amena Cappola à douter de leur existence. M. Gautier, en collaboration avec M. Étard, entreprit, en 1881, de préparer de grandes quantités de ptomaïnes dans le but de déterminer leur nature par l'analyse élémentaire de leurs chloropatinates. Ces habiles chimistes reconnurent ainsi que les ptomaïnes qui se forment en plus grande quantité pendant la destruc-

---

(1) *Traité de Chimie appliquée à la Physiologie*, de M. A. Gautier t. I, p. 253.

tion bactérienne des albuminoïdes, ne sont autres que la parvoline, l'hydrocollidine, la collidine, etc., appartenant les unes à la série pyridique et les autres à la série hydropyridique. Ils mirent ainsi hors de toute contestation l'existence des ptomaïnes. Après eux, plusieurs chimistes, MM. Guareschi et Mosso, MM. G. Pouchet et Brieger retirèrent d'autres bases organiques des matières animales putréfiées. Brieger, en particulier, constata qu'il se forme, aux diverses époques de la putréfaction, des bases différentes.

Mais déjà plusieurs chimistes avaient trouvé des alcaloïdes dans nos excrétions normales. En 1861, Liebreich avait observé la bétaïne dans l'urine.

En 1880, un travail de M. Pouchet, dans lequel il annonçait avoir retiré de l'urine humaine, outre l'allantoine et la carnine, un alcaloïde dont il n'avait pu compléter l'analyse, mit M. Gautier sur la voie d'une importante découverte. Après avoir étudié l'alcaloïde de M. Pouchet et reconnu qu'il possédait toutes les propriétés des ptomaïnes, M. Gautier soumit à l'analyse les excrétions normales, les venins, la salive, etc., et trouva dans ces liquides de nouveaux alcaloïdes. Il en conclut que les animaux aussi bien que les végétaux doivent donner naissance normalement à des bases organiques. M. Gautier explique le mécanisme de cette production en remarquant que, d'après les expériences de Pettenkofer et Voit sur la combustion animale, la quantité d'oxygène qui se trouve dans les excrétions animales surpasse d'un cinquième la quantité d'oxygène emprunté à l'air par la respiration; d'où l'on doit conclure que les désassimilations qui se produisent dans nos tissus sont pour les quatre cinquièmes de véritables combustions internes dans lesquelles les cellules des tissus vivants se comportent comme le mycoderma aceti dans la fermentation acétique, et pour un cinquième des dédoublements où les mêmes cellules ou des cellules différentes agissent à la manière des ferments anaérobies ou putrides. Les produits de ces dédoublements doivent être semblables à ceux que donne la fermentation putride. L'on retrouve, en effet, presque exclusivement dans nos excrétions les produits de la putréfaction. Il est donc rationnel de penser qu'elles renferment également, ainsi que le sang et nos tissus, des composés analogues aux ptomaïnes.

M. Gautier a donné aux alcaloïdes qui existent durant la vie dans les tissus animaux le nom de *Leucomaïnes* (de λευκωμα, blanc d'œuf).

Il a vérifié lui-même leur existence dans les muscles. Ayant opéré sur 30 kilogrammes de muscles il a pu obtenir en quantité notable, bien cristallisées, très nettement caractérisées, plusieurs bases nouvelles qu'il a désignées sous les noms de xantocréatinine, cruzocréatinine, amphicréatine, pseudoxanthine, etc., pour marquer leurs analogies avec la créatinine, la créatine, et la xanthine.

Il n'a pas été possible à M. Gautier d'explorer tout entier le champ très vaste qu'il a découvert ; il a dû associer ses élèves à ses travaux et leur confier l'examen du foie, de la rate, et du sang. J'ai obtenu le précieux privilège d'être admis parmi eux et d'être chargé du traitement de la rate. Je serai heureux si mes recherches, dont je consigne les premiers résultats dans cette thèse pour prendre date, apportent un nouvel appui à la découverte si pleine de promesse de notre savant et vénéré professeur.

Avant de terminer cet exposé sommaire de l'histoire

des alcaloïdes d'origine animale, il me reste à dire comment, d'après M. Gautier, l'organisme se débarrasse des bases toxiques qui s'y produisent incessamment et évite leur accumulation et par suite l'empoisonnement. Ce résultat est atteint : 1° par l'élimination de ces bases par la peau, les reins, la muqueuse intestinale etc.; 2° par la combustion continue que leur fait éprouver l'oxygène du sang sans cesse renouvelé. C'est principalement par ce dernier moyen que l'économie évite l'auto-infection: aussi à l'état normal trouve-t-on peu d'alcaloïdes dans l'urine : mais si pour une cause quelconque le sang se charge d'une quantité insuffisante d'oxygène : si la respiration est entravée, si l'hémoglobine diminue comme dans la chlorose; si des substances entravant l'hématose ont été introduites dans le sang; des bases ou des corps azotés qui leur ressemblent beaucoup, s'accumuleront dans ce liquide et dans l'urine et l'on verra apparaître des troubles nerveux que l'on observe dans la chlorose, l'anémie et la grossesse. Ces vues donnent l'explication de l'utilité de l'emploi, dans les cas que je viens d'énumérer, des remèdes qui excitent les fonctions des reins, de la peau, de la muqueuse intestinale et des moyens qui favorisent la respiration et l'hématose.

Dans ce travail, je m'occuperai d'abord de rechercher si ce que l'on sait de la rate permet de présumer une production spéciale de leucomaïnes dans cet organe; je traiterai ensuite des procédés d'extraction des alcaloïdes d'origine animale, et des leucomaïnes de la rate en particulier, je rendrai compte en dernier lieu des résultats obtenus par l'action des leucomaïnes de la rate sur les animaux.

I

PRODUCTION DES LEUCOMAÏNES DANS LA RATE.

Les notions que nous possédons sur la physiologie de la rate sont encore fort douteuses. Les déductions qu'on pourrait en tirer relativement à la production des leucomaïnes dans cet organe seraient non moins incertaines. Aussi me paraît-il plus rationnel de fonder mes présomptions à ce sujet sur les données positives de l'analyse chimique. On a découvert dans l'extrait aqueux acide de la rate les nombreux produits suivants :

Albumine soluble.
Principe albuminoïde ferrugineux.
Matières colorantes renfermant du fer.
Matières grasses.
Cholestérine.
Acides gras volatils.
Acide lactique.
» succinique.
Inosite.
Scyllite.

Acide urique.
Hypoxanthine.
Xanthine.
Leucine.
Tyrosine.
Taurine.
Sels inorganiques.

En parcourant cette longue liste, on y remarque de nombreux produits de dédoublement des matières albuminoïdes, tels que : la leucine, la tyrosine, la xanthine, l'hypoxanthine, la taurine et l'acide urique.

Il est vrai que la leucine, qui existe en quantité considérable dans la rate, comme je l'ai moi-même constaté dans mes recherches, peut être considérée comme ayant une origine différente de celle des produits de désassimilation. MM. Stœdeler et Frerichs attribuent, en effet, l'origine de la leucine et de la tyrosine à un dédoublement des matières albuminoïdes déterminé par certains ferments. En effet, la leucine et la tyrosine se trouvent de préférence dans les organes qui renferment des ferments : le pancréas, les glandes salivaires, etc. Elles existent toutes deux dans le liquide de la digestion artificielle des composés albuminoïdes, sous l'influence du suc pancréatique ; enfin ces deux corps se trouvent principalement dans les organes dans lesquels les composés albuminoïdes ont été emmagasinés pendant un temps plus ou moins long.

On ne peut admettre la théorie de MM. Virchow et Lehmann qui pensent que la leucine est le résultat de décompositions effectuées pendant les opérations chimiques destinées à l'isoler. S'il en était ainsi, comment expliquer pourquoi on n'en retire pas du sang normal ni du suc musculaire normal. La leucine peut du reste apparaître dans l'urine dans certaines conditions pathologiques.

Si, d'après ce qui précède, la leucine peut avoir une origine différente de celle des produits de désassimilation des matières albuminoïdes, rien ne prouve cependant qu'elle ne puisse en faire partie.

Quant à l'hypoxanthine, la xanthine et l'acide urique, les auteurs sont d'accord pour les considérer comme les derniers termes de la métamorphose régressive des tissus azotés. Les leucomaïnes, qui sont des corps analogues à ces composés, doivent les accompagner dans la rate et s'y trouver en quantité proportionnelle à celle des autres produits de désassimilation.

Je puis donc penser, à priori, que les recherches que j'ai entreprises sur la rate ne seront pas infructueuses.

II.

EXTRACTION DES ALCALOÏDES D'ORIGINE ANIMALE.

Les principes sur lesquels reposent les procédés d'extraction des ptomaïnes et des leucomaïnes sont identiques. Je les énoncerai en peu de mots. Ensuite comme applications je donnerai les procédés principaux employés par les auteurs, et je décrirai avec détails la méthode générale imaginée par M. Gautier pour la recherche des leucomaïnes.

Il est plusieurs points qu'on ne doit jamais oublier dans la recherche des bases d'origine animale, ce sont : 1° leur grande oxydabilité ; 2° leur altérabilité soit par la chaleur soit par l'action des acides minéraux. On devra donc opérer autant que possible à l'abri de l'air, à une température qui ne devra pas dépasser 50° à 60° et éviter l'emploi des acides minéraux concentrés. De plus, si l'on veut préparer les leucomaïnes, il faudra prendre des organes bien frais et éviter qu'ils puissent fermenter pendant l'opération.

Pour isoler les bases on utilise leur propriété de former des sels solubles dans l'eau et l'alcool et décomposables par les alcalis ; la solubilité des unes et l'insolubilité des autres dans l'eau ; leur solubilité en différentes proportions dans l'alcool, l'éther, le chloroforme, l'alcool amylique, les éthers de pétrole, etc. On les transforme ensuite en chloroplatinates dont les uns sont insolubles et les autres plus ou moins solubles dans l'eau. Par l'emploi de ces différents moyens on parvient à extraire les alcaloïdes des matières auxquelles ils sont mélangés et à les séparer les uns des autres.

Je résume ici, comme exemples d'application des principes précédents, un certain nombre de procédés suivis par les auteurs.

Procédé employé par M. Gautier en 1873.

Les sucs putrides étaient acidulés par l'acide sulfurique, coagulés par la chaleur, filtrés, mélangés avec un excès de magnésie calcinée et filtrés de nouveau. On distillait et il passait dans le récipient avec l'eau de l'ammoniaque, de la trimethylamine et des bases volatiles, du phénol, de l'indol, etc.

La liqueur distillée, saturée par l'acide chlorhydrique, était évaporée à sec et le résidu plusieurs fois repris par l'alcool absolu. On obtenait ainsi les chlorhydrates des bases volatiles que l'on transformait en chloroplatinates et en chloraurates en partie solubles, et qu'on séparait par les méthodes ordinaires.

La liqueur restée dans la cornue était concentrée presqu'à sec dans le vide et mélangée du précipité magnésien resté sur le filtre et d'un grand excès de sable siliceux.

Ce mélange, après avoir été humecté d'eau et desséché à 60°, était introduit dans l'allonge d'un appareil à déplacement de Payen et épuisé par l'éther à 56°. On évaporait le dissolvant et on traitait le résidu par l'eau très faiblement acidulée, et la solution séchée dans le vide sur la chaux abandonnait les sels des bases fixes.

Procédé de Selmi.

Le procédé de Selmi n'était autre que celui de Stas légèrement modifié. Les viscères putréfiés étaient traités par le double de leur poids d'alcool acidulé par l'acide tartrique. On laissait infuser à une douce chaleur. On filtrait et on évaporait à 35° dans un courant d'hydrogène ou dans le vide. On lavait ensuite l'extrait avec l'éther qui enlevait les matières grasses et on l'alcalinisait par la baryte, le bicarbonate de soude ou l'ammoniaque; puis on le traitait successivement : 1° par l'éther ordinaire ou les éthers de pétrole; 2° par le chloroforme; 3° par l'alcool amylique.

On agitait les solutions avec l'eau acidulée par l'acide chlorhydrique et on obtenait les chlorhydrates des bases en dissolution dans l'eau. Ces dernières solutions pouvaient être caractérisées par les réactifs et servir, après avoir été évaporées, aux expériences physiologiques.

Procédé de MM. Gautier et Étard.

Les liquides putrides étaient acidulés par l'acide sulfurique étendu et distillés dans le vide à une basse température. Le résidu liquide alcalinisé par la baryte était filtré et agité un grand nombre de fois avec du chloroforme qui dissolvait les bases. On distillait le chloroforme à une basse température dans le vide, et la liqueur restante, additionnée d'une solution d'acide tartrique et filtrée, était ensuite traitée par la potasse et agitée avec de l'éther. On évaporait la solution éthérée à une basse pression dans un courant d'acide carbonique, puis sous une cloche, en présence de la potasse caustique ; enfin, on séparait les bases en les transformant en chloroplatinates, ou si l'on en avait une quantité suffisante, par distillation dans le vide.

Procédé de M. Gabriel Pouchet.

Ce procédé fut employé par M. Pouchet pour extraire les alcaloïdes de l'urine normale. Il consiste à précipiter l'urine, rendue légèrement alcaline par le tannin, puis à décomposer les tannates formés par l'hydrate de plomb, en présence de l'alcool. On filtre et l'on distille l'alcool : il reste une masse sirupeuse qu'on dialyse. Les bases se trouvent dans la partie dialysée que l'on traite par l'éther, le pétrole et le chloroforme.

Dernier procédé de M. Gautier.

Au lieu d'aciduler les liqueurs alcalines de la putréfaction par l'acide sulfurique, on y ajoute de l'acide oxalique tant qu'il se sépare des acides gras liquides qui viennent surnager. On les sépare, on filtre et on distille tant qu'il passe des liqueurs troubles. On alcalinise avec la chaux la partie qui n'a pas distillé et on sépare le précipité.

On distille la liqueur alcaline à sec dans le vide en recevant les vapeurs dans l'acide sulfurique très étendu. Les bases distillent avec l'ammoniaque. La liqueur distillée est neutralisée et évaporée presqu'à sec, en rejetant le sulfate d'ammoniaque à mesure qu'il cristallise. Enfin, les dernières eaux-mères sont reprises par l'alcool très concentré qui dissout les sulfates des ptomaïnes. On chasse l'alcool, et le résidu additionné d'un peu de soude, est agité avec l'éther, les éthers de pétrole et le chloroforme.

Le produit resté dans la cornue avec un excès de chaux, est traité par l'éther à 36° qui dissout les bases fixes. On évapore l'éther ; puis le résidu est épuisé par un peu d'eau acidulée, et les bases sont ensuite précipitées de cette solution par un alcali.

Procédé de Brieger (1).

Les sucs putrides sont coagulés par la chaleur, puis précipités par l'acétate de plomb. On enlève à la liqueur l'excès de plomb par l'hydrogène sulfuré. On l'évapore à consistance sirupeuse, puis on la traite par l'alcool amylique. Le résidu de l'évaporation de l'alcool amylique est traité par l'eau ; on concentre, on acidule par l'acide sulfurique et on lave avec de l'éther qui enlève les acides oxyaromatiques. La liqueur acide est alors concentrée au quart de son volume, puis précipitée par le sublimé. Après 24 heures, le précipité repris par l'eau bouillante est décom-

---

(1) Brieger, *Ueber ptomaïne*, Berlin, Hirschwald, 1885, et *Weitere Untersuchungen über ptomaïne* (ibid.).

posé par l'hydrogène sulfuré ; on filtre, on concentre : divers sels minéraux ou organiques cristallisent ; on les rejette et on reprend le résidu desséché par l'alcool absolu qui, par évaporation, laisse cristalliser les chlorhydrates des bases putréfactives.

III.

Recherche des Leucomaïnes.

La méthode employée par M. Gautier pour extraire les leucomaïnes des muscles, peut être appliquée, avec quelques modifications légères, à tous les organes et tissus de l'économie. Je vais décrire cette méthode en l'appliquant au traitement de la rate.

On prend un poids notable de rates, (j'ai opéré sur trois rates pesant ensemble environ deux kilogrammes), on les débarrasse de leurs membranes et de la graisse qui les entoure, puis on les hache menues et on les mélange avec du sable préalablement calciné et lavé à l'acide chlorhydrique et à l'eau distillée. Le mélange réduit en pâte dans un mortier est ensuite chauffé jusqu'à l'ébullition avec le double de son poids d'une solution d'acide oxalique au deux-millième. On passe alors dans une toile avec expression et on filtre la liqueur, puis on l'évapore dans le vide à une température de 50 à 60°. L'appareil distillatoire qui sert à cette opération est formé d'un ballon de quatre litres de capacité au moins, d'un réfrigérant Liebig et d'un flacon récipient communiquant avec une trompe. La distillation ne se fait pas sans difficulté ; car la liqueur mousse beaucoup et passerait dans le récipient, si lorsque la mousse arrive dans le col du ballon on ne laissait rentrer un peu d'air qui la fait tomber aussitôt. Cette manœuvre est faite au moyen d'un robinet, dont on a eu soin de garnir le bouchon du ballon. L'opérateur ne doit donc pas perdre de vue son appareil.

Lorsque la liqueur est réduite à un petit volume, on la traite par trois ou quatre fois son volume d'alcool concentré. Des matières albuminoïdes et des sels minéraux sont précipités. On filtre et l'on retire l'alcool par la distillation que l'on pousse cette fois jusqu'à siccité.

On reprend le résidu par l'alcool à 99° ; une matière formée en grande partie de leucine reste indissoute. On filtre et l'on ajoute à la solution alcoolique de l'éther à 65°, tant qu'il se produit un précipité. On laisse reposer 24 heures et l'on sépare par décantation la liqueur éthéro-alcoolique surnageante. Le dépôt que j'ai obtenu a présenté tous les caractères de la leucine. Dissous dans un peu d'eau et alcalinisé par un lait de chaux, il n'a rien cédé au chloroforme, à l'alcool amylique ni à l'éther. C'est du précipité correspondant obtenu dans le traitement des muscles que M. Gautier a retiré les bases nouvelles que j'ai énumérées dans l'introduction et qu'il a séparées en mettant à profit leur différence de solubilité dans l'alcool à 95°.

La liqueur éthéro-alcoolique de couleur jaune ambrée est distillée d'abord au bain-marie, puis, à la fin, dans le vide. Elle laisse un résidu, qu'on reprend par un peu d'eau et qu'on sature par un lait de chaux en léger excès. On filtre, puis la liqueur est agitée successivement avec le chloroforme, l'alcool amylique, l'éther ordinaire et les éthers de pétrole.

Le chloroforme filtré avait une réaction alcaline. Je l'ai saturé par l'acide chlorhydrique très étendu, puis je l'ai agité avec de l'eau distillée. Ce liquide séparé et évaporé sous une cloche, sur de la chaux vive, a laissé un résidu pâteux, jaune, assez abondant, dans lequel avec le temps apparurent de rares cristaux. Un peu de ce résidu traité par la potasse dégageait une odeur vireuse très prononcée. Je l'ai repris par l'eau et traité par le bichlorure de platine qui n'a déterminé aucun précipité. Un peu du mélange évaporé sur une lame de verre et examiné au microscope a présenté un certain nombre de cristaux de formes différentes. Le produit retiré par le chloroforme était donc un mélange. Le temps ne m'a pas permis d'en extraire les espèces.

Le traitement de l'extrait éthéro-alcoolique par l'alcool amylique m'a donné un résultat plus net. J'ai pu en retirer de 1 à 2 décigrammes d'un alcaloïde à l'état de chlorhydrate presque pur et cristallisé en aiguilles déliquescentes; son chloro-platinate obtenu par évaporation lente, cristallise en octaèdres ou mieux en tétraèdres modifiés sur les angles. Son chloraurate se présente au microscope sous forme d'arborisations. J'ai transformé la majeure partie de ce chlorhydrate en chloroplatinate, dont j'ai mis la solution à évaporer sous une cloche sur l'acide sulfurique. Je me propose d'en faire l'analyse élémentaire aussitôt qu'il sera suffisamment desséché.

L'éther ordinaire et les éthers de pétrole n'ont rien enlevé à l'extrait éthéro-alcoolique.

Le précipité qui s'est formé par le traitement de cet

extrait par un lait de chaux est desséché sous une cloche sur l'acide sulfurique concentré, puis traité par l'alcool concentré à chaud dans un appareil à reflux pour dissoudre les bases solides ; on filtre, puis l'on distille jusqu'à siccité dans le vide ; les bases restent comme résidu. Dans l'opération que j'ai faite le résidu a été nul.

IV.

ACTION PHYSIOLOGIQUE DES LEUCOMAÏNES DE LA RATE.

Les produits que j'ai obtenus dans l'opération précédente m'ont servi à faire des essais chimiques. J'ai de nouveau préparé avec quatre rates pesant ensemble 2 kil. 800 un extrait éthéro-alcoolique, que j'ai traité par de la chaux éteinte et de l'alcool concentré à 99°; j'ai jeté sur un filtre. La partie restée sur le filtre a été délayée dans l'eau et saturée exactement par l'acide oxalique, j'ai filtré et évaporé la liqueur à siccité. Le résidu, dissous dans 20 centimètres cubes d'eau distillée, a été enfermé dans un flacon étiqueté (A). La solution alcoolique saturée par de l'acide chlorhydrique étendu a été distillée jusqu'à siccité et le résidu a été dissous également dans 20 centimètres cubes d'eau distillée et placé dans un flacon étiqueté (B).

J'ai remis ces deux solutions à M. Laborde, chef des travaux de physiologie à la Faculté de médecine de Paris, qui a bien voulu se charger des essais sur les animaux. Qu'il me permette de lui adresser ici l'expression de ma très vive reconnaissance.

Je remets la plume à cet habile physiologiste.

« Les produits qui m'ont été remis par M. Morelle pour en déterminer l'action physiologiste sont :

1° Un extrait insoluble dans l'alcool ;

2° Un extrait alcoolique repris par l'eau.

Je les ai étudiés comparativement chez la grenouille et chez le cobaye.

I. — Grenouille.

A. *Extrait insoluble dans l'alcool.* — Une dose de 1 centimètre cube injectée dans une des pattes postérieures (injection intra-musculaire de la cuisse) donne lieu aux modifications fonctionnelles suivantes :

Phénomènes d'excitation générale immédiate qui porte l'animal à s'agiter, à sauter vivement ; puis au bout d'un temps relativement long (une heure après l'injection), tendance au repos, à l'immobilité et à un certain degré de collapsus, mais sans que l'animal ait perdu ni la spontanéité de ses mouvements, ni la faculté de réaction aux excitations périphériques. Seule la patte qui a reçu l'injection reste demi-allongée et relativement inerte. Le réflexe oculo-palpébral de même que les réflexes généraux persistent ; les mouvements respiratoires du flanc tout en s'atténuant dans leur nombre ne se suspendent point et le cœur éprouve à peine un ralentissement appréciable (le nombre des contractions est tombé dans un cas au chiffre de 34 à 38, de 44 à 48 qu'il était au début).

Enfin l'animal se remet à la longue de ces accidents passagers, qui annoncent de la part de ce produit, une activité réelle mais relativement légère et en tout cas très inférieure à celle du produit N° 2.

B. *Extrait alcoolique repris par l'eau.* — En effet, ce dernier administré à un animal de même espèce et autant que possible de même volume et à la même dose de 1 centimètre cube provoque des phénomènes beaucoup plus accentués qui sont les suivants :

Excitation générale immédiate et bientôt, au bout de 30 à 35 minutes, symptômes de collapsus et d'aplatissement, avec affaiblissement croissant et plus tard impossibilité à peu près complète des mouvements volontaires et des réactions réflexes ; dans ces conditions, les efforts soit spontanés, soit provoqués de l'animal, avortent en un simulacre du saut en place ou en une progression difficile et lente comme celle du crapaud.

Presque dès le début, le membre injecté est devenu immobile, s'allongeant d'abord dans une demi-flexion, puis s'étendant complètement dans une raideur, une contracture irréductible.

Si en cet instant on vient à interroger comparativement l'excitabilité des nerfs cruraux convenablement dénudés, l'on constate que le nerf de la cuisse qui a directement reçu la substance ne répond plus du tout aux excitations galvaniques les plus intenses (O du chariot de Dubois-Raymond) ; tandis que son congénère du côté opposé a conservé à peu près intacte son excitabilité normale. L'on constate en même temps (ce qui résulte déjà d'ailleurs implicitement de l'épreuve précédente), que les muscles, qui ont reçu l'injection, directement excités restent absolument muets, alors que les muscles similaires du côté opposé, qui n'ont reçu la substance que par l'intermédiaire de l'irrigation sanguine, n'ont nullement perdu, ou n'ont perdu que très peu leur contractilité normale.

Cependant, et au fur et à mesure du progrès de l'intoxication, les mouvements respiratoires du flanc se sont définitivement arrêtés, et les contractions du cœur, directement observées après ouverture limitée de la cavité thoracique, sont tombées progressivement à un nombre qui atteint à peine le tiers de ce qu'il est à l'état normal (18 au lieu de 44) ; puis elles ne tardent pas à se suspendre totalement avec un certain degré de rétraction de l'organe.

Toutefois, une simple chiquenaude suffit après cet arrêt qui semble complet pour provoquer une ou plusieurs contractions rythmiques, lesquelles cessent de nouveau et en apparence définitivement. Nous disons en apparence, car nous avons vu chez l'animal en état de mort apparente le cœur se remettre spontanément en mouvement durant un temps même assez long. Finalement la mort réelle de l'animal et des propriétés fonctionnelles des tissus arrive dans un temps qui peut être évalué en moyenne de 4 à 5 heures.

II. Cobaye. — Jeune du poids moyen de 325 gr. et choisi autant que possible dans des conditions physiologiques identiques.

La solution A à la dose de deux centimètres cubes n'a donné lieu à d'autre accident appréciable qu'une forte nodosité œdémateuse au point de l'injection (patte postérieure).

La solution B à la même dose de 2 centimètres cubes a amené la mort de l'animal au bout de 48 heures, sans que des phénomènes objectifs bien marqués aient annoncé durant les deux premiers jours la possibilité de cette terminaison.

Un certain état de tristesse et d'immobilité ; le refus de l'aliment et une tuméfaction œdémateuse considérable du membre injecté ont été les seules manifestations clairement appréciables dans les 8 ou 10 dernières heures de la vie.

Un certain degré de parésie de la motricité et de la sensibilité existait du côté de la patte injectée et partout tuméfiée.

L'autopsie a permis de constater entre autres altérations macroscopiques, non seulement la tuméfaction œdémateuse locale ci-dessus, mais une infiltration très étendue, presque généralisée, et du côté des viscères un état congestif généralisé aussi des poumons, avec quelques rares ecchymoses sous-pleurales, de l'infiltration sanguine du foie, de la rate, des reins, et un certain degré de durcissement de la partie ventriculaire du cœur, semblant annoncer une tendance à l'arrêt en systole.

Une seconde injection au cobaye qui avait survécu, de 3 centimètres cubes de l'extrait relativement moins actif, nous a permis d'observer, grâce à un accident de l'injection, quelques phénomènes immédiats intéressants. Cette injection, en effet, ayant été réalisée, d'après le témoignage d'une hémorrhagie locale subite, dans l'artère principale de la cuisse, l'animal a été pris rapidement d'accidents dyspnéiques et asphyxiques avec soubresauts convulsifs et imminence de mort.

Cependant les accidents se sont peu à peu amendés, la respiration a perdu notablement de son accélération première et l'animal a paru reprendre un peu de ses forces, tout en conservant un état de souffrance sensible se manifestant surtout par la tendance à l'immobilité.

Il a été trouvé mort le lendemain matin, et l'autopsie a révélé des altérations générales et viscérales de même nature que chez le précédent.

En résumé, de cette étude générale qui constitue un simple essai de nature à encourager de nouvelles et plus complètes recherches expérimentales, il résulte que les produits en question possèdent une activité réelle, beaucoup plus prononcée chez le second (extrait alcoolique) que chez le premier (extrait insoluble dans l'alcool). Cette activité qui semble se manifester plus facilement chez l'animal à sang froid (grenouille) que chez le mammifère (cobaye) se traduit par des phénomènes généraux qui appartiennent surtout à l'influence fonctionnelle du système nerveux, et qui ont pour expression essentielle le collapsus paralytique.

Il est probable que ces produits exercent sur la composition du sang une influence primitive qu'il s'agira de déterminer en sa véritable nature.

Enfin leur action localisée sur les tissus avec lesquels ils sont mis en contact direct, est des plus évidentes et des plus marquées.

Les quelques détails d'analyse expérimentale qui précèdent, permettent d'affirmer que la contractilité musculaire proprement dite tant du côté du cœur que du côté des muscles généraux, n'est point sensiblement atteinte, pas plus que l'excitabilité du nerf moteur en dehors de l'action localisée.

CONCLUSIONS.

Les résultats chimiques que j'ai obtenus dans ce travail sur la rate, quoique incomplets, n'en démontrent pas moins la formation normale d'alcaloïdes dans cet organe pendant la vie. Ils confirment les belles conceptions de M. Gautier.

Quant aux effets sur les animaux si bien observés et si bien décrits par M. Laborde, la complexité des produits employés ne permet pas de les attribuer exclusivement aux alcaloïdes que j'ai retirés de la rate. La question ne pourra être résolue que le jour ou j'aurai préparé les leucomaïnes de la rate en quantité assez grande pour pouvoir les séparer et les obtenir à l'état de pureté. Tous mes efforts tendront vers ce but.

www.ingramcontent.com/pod-product-compliance
Ingram Content Group UK Ltd.
Pitfield, Milton Keynes, MK11 3LW, UK
UKHW020223180726
13838UKWH00005B/2161